Desintoxica Tu Cuerpo Y Tu Mente

Comienza un nuevo estilo de vida llena de salud y dale a tu cuerpo otra oportunidad

Victoria Maciass

Quiero expresarte mi más sincero agradecimiento por haber elegido este libro, el cual espero que pueda ayudarte con tu nuevo estilo de vida.

Si necesitas contactarme por cualquier asunto relacionado con este Ebook, por favor hazlo a través de los comentarios, intentaré responder a la mayor brevedad posible.

Este Ebook está protegido por las leyes que rigen cualquier obra de este tipo. Esta estrictamente prohibido su copia, modificación, o distribución total o parcial por cualquier vía sin el permiso expreso del autor.

Exención de responsabilidad

Este libro ha sido escrito con la intención de proporcionar información general y entretenimiento. El autor ha realizado todos los esfuerzos razonables para asegurarse de que la información contenida en este libro sea precisa y actualizada en el momento de su publicación. Sin embargo, no se garantiza la exactitud, exhaustividad o actualidad de dicha información.

El contenido de este libro no pretende sustituir el asesoramiento profesional, médico, legal o financiero. Los lectores deben consultar a profesionales adecuados en relación con su situación específica antes de tomar cualquier acción basada en la información presentada en este libro.

El autor y el editor no se hacen responsables de ninguna pérdida, daño o inconveniente causado como resultado del uso de la información contenida en este libro.

Tabla de contenido

Introducción

Hace unos años, me encontraba en un punto crítico de mi vida. Trabajaba largas horas, apenas dormía y mi dieta consistía en comida rápida y cafeína. Mi cuerpo, al igual que mi mente, estaba agotado.

Sentía una fatiga constante, mi piel se veía opaca y sin vida, y mi digestión era un desastre. Me preguntaba cómo había llegado a este punto, pero más importante aún, cómo podía cambiarlo.

Una tarde, después de una reunión particularmente estresante, decidí que era hora de tomar el control de mi salud. Había oído hablar de la desintoxicación del cuerpo, pero siempre había sido escéptico.

Sin embargo, algo en mi interior me decía que necesitaba un cambio radical. Decidí embarcarme en un viaje de desintoxicación, no solo para perder peso, sino para recuperar mi vitalidad y claridad mental.

El primer paso fue informarme. Leí libros, investigué en internet y hablé con profesionales de la salud. Me di cuenta de que la desintoxicación no era solo una moda pasajera, sino una práctica antigua con raíces en diversas culturas.

Comprendí que nuestro cuerpo tiene una increíble capacidad para sanar y renovarse, siempre y cuando le demos las herramientas adecuadas.

Decidí comprometerme a una desintoxicación de 30 días. Establecí un plan detallado que incluía una dieta basada en alimentos integrales, jugos frescos, ejercicio diario y prácticas de meditación. Sabía que no sería fácil, pero estaba decidido a ver cambios significativos en mi vida.

Los primeros días fueron los más difíciles. Mi cuerpo, acostumbrado a la cafeína y al azúcar, protestaba con dolores de cabeza y antojos. Sin embargo, cada día que pasaba, me sentía un poco mejor. Comencé a notar cambios sutiles; mi piel empezó a aclararse, mi energía aumentó y mi digestión mejoró.

Uno de los momentos más reveladores fue cuando, después de una semana, me desperté sintiéndome verdaderamente descansada por primera vez en años. Esa mañana, mirando mi reflejo en el espejo, vi una chispa de vida en mis ojos que hacía tiempo no veía. Fue un recordatorio de que estaba en el camino correcto.

A medida que avanzaba, no solo vi mejoras físicas, sino también emocionales y mentales. La práctica de la meditación y el mindfulness me ayudó a reducir el estrés y a encontrar paz interior. Empecé a valorar más los momentos de tranquilidad y a disfrutar de cada comida, consciente de los beneficios que cada bocado traía a mi cuerpo.

Este viaje de desintoxicación no solo transformó mi cuerpo, sino también mi forma de ver la vida. Me enseñó la importancia de cuidar de uno mismo, de escuchar a nuestro cuerpo y de darle lo que necesita para prosperar.

Ahora, después de haber completado mi primer ciclo de desintoxicación, he integrado muchos de estos **hábitos en mi vida diaria**. No se trata de una solución rápida, sino de un cambio de estilo de vida. A lo largo de este libro, compartiré contigo todo lo que aprendí durante mi viaje; desde dietas y recetas, hasta consejos prácticos y estrategias para mantener la motivación.

Este libro es una guía para cualquiera que, como yo, busque un nuevo comienzo. Es un recordatorio de que, sin importar cuán lejos hayamos llegado, siempre podemos tomar el control de nuestra salud y bienestar. Bienvenido a tu viaje de desintoxicación. Que este sea el comienzo de una vida más saludable y feliz.

Espero que esta introducción inspire y motive a los lectores a embarcarse en su propio viaje de desintoxicación, tal como lo hice yo.

Sobre Detox en Amazon;
https://amzn.to/3z7NVD6

Más libros en;
https://amzn.to/3rUn6MW

Otras recomendaciones;
https://taplink.cc/victoriamaciass

Capítulo 1; Introducción a la Desintoxicación del Cuerpo

Cuando comencé a explorar la desintoxicación del cuerpo, la idea me parecía tanto fascinante como intimidante. La desintoxicación, en su esencia, se trata de eliminar las toxinas del cuerpo para promover una salud óptima. Pero, ¿qué significa realmente desintoxicar el cuerpo?

La desintoxicación es un proceso natural que el cuerpo realiza continuamente. Nuestros órganos, especialmente el hígado, los riñones, los pulmones y la piel, trabajan sin descanso para filtrar y eliminar las toxinas que acumulamos a través de la alimentación, el aire y el agua contaminados, y hasta el estrés.

Sin embargo, en el mundo moderno, estamos expuestos a una cantidad sin precedentes de toxinas. Desde pesticidas en nuestros alimentos hasta productos químicos en los productos de cuidado personal, nuestro cuerpo puede verse abrumado por la carga tóxica.

Desintoxicar el cuerpo, entonces, es darle un respiro y un apoyo adicional para que pueda realizar este trabajo de manera más eficiente. Imagina que tu cuerpo es como una máquina sofisticada. Para que funcione de manera óptima, necesita mantenimiento regular.

La desintoxicación es ese mantenimiento esencial. Se trata de nutrir el cuerpo con los nutrientes adecuados, descansar, hidratarse correctamente y eliminar aquellas sustancias que no le hacen bien.

¿Por qué es importante?

Porque un cuerpo cargado de toxinas puede manifestar numerosos problemas de salud. Fatiga crónica, problemas digestivos, alergias, piel opaca, dolores de cabeza y aumento de peso pueden ser señales de que nuestro cuerpo está luchando contra el exceso de toxinas.

Desintoxicar el cuerpo puede ayudarnos a sentirnos más ligeros, energizados y mentalmente claros.

En mi propia experiencia, al comenzar un proceso de desintoxicación, sentí una notable mejora en mi bienestar general. Mis niveles de energía aumentaron, mi digestión mejoró y, quizás lo más gratificante, mi mente se sintió más despejada y enfocada.

Aprender sobre la desintoxicación me abrió los ojos a la increíble capacidad que tiene nuestro cuerpo para sanar y renovarse, siempre y cuando le proporcionemos las herramientas y el entorno adecuados.

Historia y Orígenes

La práctica de la desintoxicación no es una moda reciente. De hecho, sus raíces se remontan a miles de años atrás y a diversas culturas alrededor del mundo. Cada cultura, a su manera, ha desarrollado métodos únicos para ayudar al cuerpo a eliminar toxinas y mantener la salud.

En la antigua Grecia, Hipócrates, conocido como el padre de la medicina, promovía el ayuno como un método para limpiar el cuerpo y la mente. Creía que el ayuno permitía al cuerpo sanar por sí mismo, una idea que sigue siendo relevante hoy en día.

Las prácticas de desintoxicación también están profundamente arraigadas en la medicina tradicional china (MTC) y el Ayurveda, la medicina tradicional de la India. En la MTC, se utilizan hierbas, acupuntura y cambios en la dieta para equilibrar el qi (energía vital) y eliminar las toxinas.

El Ayurveda, por su parte, promueve el Panchakarma, un conjunto de cinco procedimientos terapéuticos que incluyen masajes con aceite, tratamientos de vapor y otras técnicas para purificar el cuerpo.

En muchas culturas indígenas de América del Norte, la desintoxicación se realiza a través de ceremonias de sudor, como las casas de sudor o temazcales, donde el calor y el vapor ayudan a eliminar toxinas a través de la piel.

Incluso en la Europa medieval, el ayuno y las dietas de purificación eran comunes, a menudo como una preparación espiritual y física para eventos importantes. Monjes y ascetas practicaban el ayuno no solo como una forma de purificación espiritual, sino también como un método para mantener la salud física.

Estas prácticas tradicionales tienen algo en común; todas reconocen la interconexión entre el cuerpo, la mente y el espíritu. La desintoxicación no se trata solo de eliminar toxinas físicas, sino también de limpiar la mente y el espíritu de pensamientos y emociones negativas.

En mi propio viaje de desintoxicación, esta conexión fue evidente. No solo me sentía físicamente mejor, sino también mental y emocionalmente más equilibrada.

Objetivos del Libro

Este libro tiene un propósito claro y ambicioso; proporcionar una guía completa y accesible para cualquier persona que desee embarcarse en un viaje de desintoxicación.

A lo largo de estas páginas, quiero compartir contigo no solo la teoría detrás de la desintoxicación, sino también prácticas concretas, recetas deliciosas y consejos prácticos que te ayudarán a transformar tu vida.

Primero, espero que al final de este libro, comprendas la importancia de la desintoxicación y cómo puede beneficiar tu salud en general. Quiero que tengas una visión clara de cómo las toxinas afectan tu cuerpo y cómo puedes ayudar a tu organismo a eliminarlas de manera efectiva.

Segundo, mi objetivo es equiparte con las herramientas necesarias para llevar a cabo una desintoxicación exitosa. Esto incluye dietas específicas, planes de desintoxicación, recetas nutritivas y deliciosas, así como consejos sobre ejercicio, hidratación y técnicas de relajación.

No quiero que te sientas abrumado; en lugar de eso, deseo que encuentres motivación y entusiasmo en cada paso del proceso.

Tercero, quiero que este libro sea una fuente de inspiración. Mi propia historia de transformación, junto con las historias de otras personas que han encontrado una nueva vida a través de la desintoxicación, servirá como un recordatorio constante de que tú también puedes lograrlo.

La desintoxicación no es solo una práctica física, sino también una oportunidad para renovar tu espíritu y redescubrir la alegría de vivir.

Finalmente, espero que este libro te motive a adoptar hábitos saludables a largo plazo. La desintoxicación no debe ser vista como una solución temporal, sino como el comienzo de un estilo de vida más saludable y equilibrado.

Al integrar estas prácticas en tu vida diaria, puedes mantener los beneficios de la desintoxicación y seguir mejorando tu salud y bienestar a lo largo del tiempo.

Estoy emocionada de compartir este viaje contigo. Que estas páginas te inspiren y te guíen hacia una vida más saludable, feliz y plena. Bienvenido al maravilloso mundo de la desintoxicación del cuerpo.

Capítulo 2; ¿Quién Necesita Desintoxicarse y Por Qué?

Recuerdo claramente el momento en que me di cuenta de que necesitaba una desintoxicación. Me despertaba cada mañana sintiéndome más cansada que cuando me había acostado.

Mi piel, alguna vez radiante, se veía opaca y sin vida. Mi digestión era irregular y me sentía hinchado después de casi cualquier comida. Estas señales eran el grito de auxilio de mi cuerpo, pidiendo un cambio.

La fatiga constante es una de las señales más comunes de que nuestro cuerpo necesita desintoxicarse. No importa cuánto duerma, la sensación de cansancio persiste. Esto se debe a que las toxinas pueden interferir con el funcionamiento normal de las células y sistemas del cuerpo, agotando nuestra energía.

Los problemas digestivos, como la hinchazón, el estreñimiento o la diarrea, son otra señal de advertencia. Nuestro sistema digestivo es uno de los principales métodos que el cuerpo utiliza para eliminar toxinas.

Cuando está sobrecargado, puede volverse menos eficiente, lo que resulta en molestias digestivas.

La piel es el órgano más grande del cuerpo y refleja lo que sucede internamente. Si experimentas acné, erupciones, sequedad o un tono de piel apagado, es probable que tu cuerpo esté luchando contra una acumulación de toxinas.

La piel es una vía secundaria de desintoxicación, y cuando el hígado y los riñones están sobrecargados, las toxinas pueden ser expulsadas a través de la piel, causando estos problemas.

Otros síntomas pueden incluir dolores de cabeza frecuentes, dolores musculares sin razón aparente, aumento de peso sin cambios en la dieta o el ejercicio, y un sistema inmunológico debilitado, lo que lleva a resfriados y enfermedades frecuentes.

En mi caso, una de las señales más reveladoras fue la falta de claridad mental. Sentía una especie de niebla mental que dificultaba mi concentración y mi capacidad para tomar decisiones. La desintoxicación no solo limpió mi cuerpo, sino que también despejó mi mente, permitiéndome pensar con mayor claridad y enfoque.

Factores que Contribuyen a la Acumulación de Toxinas

Entender por qué acumulamos toxinas es fundamental para abordar el problema de raíz. Nuestra dieta moderna es una de las principales fuentes de toxinas.

Alimentos procesados, azúcares refinados, grasas trans y aditivos químicos ponen una carga significativa en nuestro sistema digestivo y hepático.

Además, el consumo excesivo de alcohol y cafeína puede deshidratar el cuerpo y dificultar la eliminación de toxinas.

El estrés es otro factor importante. Cuando estamos estresados, nuestro cuerpo libera hormonas como el cortisol, que en pequeñas cantidades pueden ser útiles, pero el estrés crónico puede llevar a un desequilibrio hormonal y a una disminución en la capacidad del cuerpo para desintoxicarse.

Además, el estrés puede llevar a malos hábitos alimenticios, como el consumo excesivo de comida chatarra y la omisión de comidas saludables.

La contaminación ambiental también juega un papel crucial. Respiramos aire contaminado, bebemos agua que puede contener productos químicos y metales pesados, y estamos en contacto constante con productos de limpieza y de cuidado personal llenos de toxinas.

Incluso los plásticos que utilizamos diariamente pueden liberar sustancias químicas perjudiciales que nuestro cuerpo debe procesar y eliminar.

El sedentarismo, o la falta de actividad física, también puede contribuir a la acumulación de toxinas. El ejercicio regular no solo ayuda a quemar calorías, sino que también mejora la circulación sanguínea y linfática, lo que facilita la eliminación de toxinas.

Sin suficiente movimiento, nuestro sistema linfático, que es crucial para la desintoxicación, se vuelve lento y menos eficaz.

Mi propio estilo de vida antes de la desintoxicación reflejaba muchos de estos factores. Mi dieta era rica en comida rápida y procesada, mi nivel de estrés era alto debido a las exigencias laborales, y mi actividad física era mínima.

Al reconocer estos factores y hacer cambios conscientes, pude reducir la carga tóxica en mi cuerpo y mejorar significativamente mi salud.

Beneficios Potenciales de la Desintoxicación

La decisión de desintoxicar el cuerpo puede llevar a una transformación total de la salud y el bienestar. Los beneficios son numerosos y van más allá de lo físico, afectando también nuestro bienestar mental y emocional.

Uno de los primeros beneficios que noté fue un aumento en mis niveles de energía. Sin la carga adicional de toxinas, mi cuerpo podía funcionar de manera más eficiente.

Comencé a despertarme sintiéndome renovada y lista para enfrentar el día. La fatiga constante desapareció y fue reemplazada por una energía sostenida a lo largo del día.

La mejora de la digestión fue otro cambio significativo. Mi sistema digestivo, liberado de la sobrecarga de toxinas y alimentos procesados, comenzó a funcionar de manera óptima.

La hinchazón y las molestias digestivas disminuyeron, y mi cuerpo empezó a absorber los nutrientes de manera más efectiva, lo que también contribuyó a mi aumento de energía y bienestar general.

La claridad mental y el enfoque fueron quizás los cambios más sorprendentes y gratificantes. La desintoxicación no solo limpió mi cuerpo, sino que también despejó mi mente.

La niebla mental que había estado experimentando se disipó, y pude concentrarme mejor en mis tareas diarias y tomar decisiones con mayor facilidad. Este beneficio me mostró lo interconectados que están nuestro cuerpo y nuestra mente.

La desintoxicación también puede tener un impacto positivo en la piel. Con menos toxinas que procesar, mi piel se volvió más clara y luminosa. Las erupciones disminuyeron y mi tono de piel mejoró, reflejando la salud interna de mi cuerpo.

Un **sistema inmunológico fortalecido** es otro beneficio clave. Al reducir la carga tóxica, mi cuerpo podía dedicar más recursos a la defensa contra enfermedades. Noté que me enfermaba con menos frecuencia y, cuando lo hacía, me recuperaba más rápidamente.

Emocionalmente, me sentí más equilibrada y en paz. La práctica de la desintoxicación, que incluía meditación y técnicas de relajación, me ayudó a manejar el estrés de manera más efectiva. Sentí una mayor conexión con mi cuerpo y una apreciación renovada por la vida.

En resumen, la desintoxicación del cuerpo ofrece una amplia gama de beneficios que pueden transformar tu salud y bienestar.

A través de este libro, espero guiarte en tu propio viaje de desintoxicación, compartiendo contigo las herramientas y el conocimiento necesarios para que experimentes estos increíbles beneficios por ti misma.

La desintoxicación no es solo un proceso físico; es una oportunidad para renovar tu cuerpo, mente y espíritu, y comenzar una nueva vida llena de energía, claridad y equilibrio.

Capítulo 3; Desintoxicación para Perder Peso

Durante mi investigación y experiencia personal con la desintoxicación, descubrí una conexión profunda entre las toxinas y el peso corporal.

Al igual que muchos, inicialmente pensé que perder peso se trataba simplemente de comer menos y hacer más ejercicio. Sin embargo, pronto me di cuenta de que las toxinas en el cuerpo pueden jugar un papel crucial en el aumento de peso y la dificultad para perderlo.

Las toxinas pueden afectar el metabolismo de varias maneras. Primero, interfieren con el funcionamiento normal del sistema endocrino, que regula las hormonas.

Las toxinas como los disruptores endocrinos pueden imitar o bloquear las hormonas, causando desequilibrios que afectan el metabolismo y el almacenamiento de grasa.

Por ejemplo, el bisfenol A (BPA), que se encuentra en muchos plásticos, puede alterar la función de la hormona tiroidea, crucial para el metabolismo.

Además, el cuerpo a menudo almacena toxinas en las células grasas como una forma de proteger los órganos vitales.

Esto significa que, cuanto más expuesto estés a toxinas, más probable es que tu cuerpo almacene grasa para contener esas toxinas.

Este almacenamiento no solo aumenta el peso, sino que también hace que sea más difícil perderlo, ya que el cuerpo es reacio a liberar toxinas peligrosas en el torrente sanguíneo durante la pérdida de grasa.

En mi propio camino de desintoxicación, noté que a medida que eliminaba toxinas, mi cuerpo se volvía más eficiente en la quema de grasa.

Mis niveles de energía aumentaron, lo que me permitió hacer ejercicio de manera más efectiva. Además, mi digestión mejoró, permitiendo una mejor absorción de nutrientes y una reducción de la inflamación, lo que también contribuyó a la pérdida de peso.

Métodos de Desintoxicación Enfocados en la Pérdida de Peso

La desintoxicación para perder peso puede adoptar muchas formas, y es importante encontrar el método que mejor se adapte a tus necesidades y estilo de vida.

Aquí comparto algunos de los métodos más efectivos que he probado y que han demostrado ser exitosos para muchas personas.

1. Dietas Líquidas;

Las dietas líquidas, como los jugos y batidos detox, son populares por una razón. Al consumir una dieta basada en líquidos ricos en nutrientes, permites que tu sistema digestivo descanse mientras proporcionas al cuerpo vitaminas y minerales esenciales.

Los jugos frescos hechos de vegetales y frutas orgánicas pueden ayudar a alcalinizar el cuerpo, reducir la inflamación y mejorar la digestión. En mi experiencia, una dieta líquida de tres a cinco días puede ser una excelente manera de iniciar una desintoxicación.

2. Ayuno Intermitente;

El ayuno intermitente es otra técnica poderosa. Este método implica alternar períodos de ayuno con períodos de alimentación. Por ejemplo, el método 16/8 consiste en ayunar durante 16 horas y comer durante un período de 8 horas.

El ayuno permite que el cuerpo se enfoque en la reparación celular y la eliminación de toxinas en lugar de la digestión continua. Durante mi propio ayuno intermitente, descubrí una mayor claridad mental y una pérdida de peso sostenida sin sentirme privada.

3. Dietas Basadas en Alimentos Integrales;

Eliminar alimentos procesados y centrarse en alimentos integrales es fundamental. Las dietas basadas en vegetales, frutas, granos enteros, nueces y semillas no solo son nutritivas sino también naturales para el cuerpo.

Estos alimentos están llenos de fibra, antioxidantes y fitonutrientes que apoyan la desintoxicación y promueven la pérdida de peso.

Personalmente, hacer la transición a una dieta basada en alimentos integrales fue un cambio transformador que no solo me ayudó a perder peso, sino también a sentirme más saludable en general.

4. Suplementos Detox;

Algunos suplementos pueden apoyar el proceso de desintoxicación y la pérdida de peso. Suplementos como la clorofila, el carbón activado, y las hierbas como el cardo mariano y la cúrcuma pueden ayudar a desintoxicar el hígado y otros órganos.

Es importante utilizar estos suplementos con precaución y bajo la guía de un profesional de la salud.

5. Actividad Física;

El ejercicio regular es crucial. Actividades como el yoga, el pilates, y el entrenamiento cardiovascular no solo queman calorías, sino que también mejoran la circulación y promueven la eliminación de toxinas a través del sudor.

En mi propio régimen de desintoxicación, combiné ejercicios suaves con sesiones más intensas para maximizar los beneficios.

Resultados Esperados; Cómo Medir el Éxito y Establecer Expectativas Realistas

Es importante establecer expectativas realistas al embarcarse en una desintoxicación para perder peso. Cada cuerpo es diferente y responderá de manera única al proceso de desintoxicación.

Aquí hay algunas pautas para medir el éxito y mantener expectativas saludables.

1. Pérdida de Peso Inicial;

En las primeras semanas, es posible que experimentes una pérdida de peso rápida. Esto suele ser principalmente pérdida de agua, ya que el cuerpo libera el exceso de líquidos y reduce la inflamación. En mi experiencia, perder entre 1-3 kilos en las primeras dos semanas es común, pero esta tasa puede variar.

2. Mejora de la Energía y el Estado de Ánimo;

Un signo positivo de que tu desintoxicación está funcionando es un aumento en los niveles de energía y una mejora en el estado de ánimo. Esto se debe a que tu cuerpo está eliminando toxinas y optimizando su funcionamiento.

Personalmente, noté que mi energía era más sostenida a lo largo del día y mi humor más estable.

3. Mejor Digestión;

Una digestión más eficiente es otro indicador de éxito. Esto incluye menos hinchazón, movimientos intestinales regulares y menos molestias digestivas. La mejora en la digestión significa que tu cuerpo está procesando y eliminando toxinas de manera más efectiva.

4. Claridad Mental;

La reducción de la niebla mental y una mayor claridad mental son beneficios que muchas personas experimentan. Este fue uno de los cambios más notables para mí, permitiéndome pensar y trabajar con mayor eficacia.

5. Pérdida de Grasa Corporal;

La pérdida de grasa corporal real puede ser más gradual. Es importante no desanimarse si la pérdida de peso se desacelera después de la fase inicial.

Mantener una dieta saludable y un régimen de ejercicio ayudará a que la pérdida de grasa continúe de manera sostenible. En mi experiencia, la pérdida de peso sostenible tiende a ser de 0.5 a 1 kilo por semana después de la fase inicial.

6. Evaluaciones Periódicas;

Es útil llevar un registro de tus progresos a través de mediciones corporales, fotografías y un diario de bienestar. Esto te permitirá ver cambios sutiles que no siempre son evidentes en la báscula. Durante mi viaje, tomar fotos semanales y anotar mis sentimientos y cambios físicos fue extremadamente motivador.

7. Establecer Expectativas Realistas;

Recuerda que la desintoxicación y la pérdida de peso son un viaje, no un destino. Es fundamental ser paciente y amable contigo misma. Los cambios duraderos llevan tiempo, y cada paso que das hacia una vida más saludable es un logro significativo.

En conclusión, la desintoxicación para perder peso es una poderosa herramienta que puede transformar tu cuerpo y tu vida. Al eliminar toxinas y adoptar hábitos saludables, no solo perderás peso, sino que también mejorarás tu salud general y tu bienestar.

A lo largo de este libro, encontrarás el apoyo y la orientación necesarios para embarcarte en este viaje con confianza y éxito.

Capítulo 4; Desintoxicación para Mejorar la Salud General

En mi viaje de desintoxicación, uno de los cambios más profundos que experimenté fue en mi sistema digestivo. Antes de embarcarme en esta aventura, mi digestión era errática y a menudo incómoda.

Sentía hinchazón, gases y, en ocasiones, dolor después de las comidas. Sabía que algo tenía que cambiar, y así descubrí el impacto transformador que la desintoxicación puede tener en la función digestiva.

Nuestro sistema digestivo es una maravilla biológica, responsable no solo de descomponer y absorber nutrientes, sino también de eliminar desechos y toxinas.

Sin embargo, una dieta rica en alimentos procesados, el estrés y la exposición a toxinas pueden sobrecargar nuestro sistema digestivo, dificultando su eficiencia.

La desintoxicación ofrece un respiro necesario, permitiendo que el sistema digestivo se recupere y funcione de manera óptima. Al reducir o eliminar alimentos procesados y cargados de toxinas, le damos al tracto digestivo una oportunidad de curarse.

Alimentos naturales y ricos en fibra, como frutas, verduras y granos enteros, promueven una digestión saludable al proporcionar nutrientes esenciales y apoyar la flora intestinal beneficiosa.

Durante mi proceso de desintoxicación, opté por alimentos ricos en fibra y observé cómo mi digestión mejoraba significativamente. La hinchazón disminuyó y mis movimientos intestinales se volvieron más regulares y cómodos.

Los jugos y batidos detox también pueden ser extremadamente beneficiosos para el sistema digestivo. Estos líquidos ricos en nutrientes son fáciles de digerir y pueden proporcionar una oleada de vitaminas y minerales esenciales sin sobrecargar el estómago e intestinos.

En mi experiencia, incluir jugos verdes en mi dieta diaria no solo mejoró mi digestión, sino que también me proporcionó una sensación de ligereza y vitalidad.

Además, las hierbas y suplementos naturales pueden apoyar la función digestiva durante la desintoxicación.

Hierbas como el jengibre y la menta pueden aliviar problemas digestivos, mientras que suplementos como los probióticos ayudan a restaurar el equilibrio de la flora intestinal.

Integrar estos elementos en mi rutina diaria fue un cambio pequeño pero poderoso que contribuyó a una mejor salud digestiva.

Fortalecimiento del Sistema Inmunológico; Cómo la Desintoxicación Puede Apoyar el Sistema Inmune

Otro beneficio significativo de la desintoxicación es el fortalecimiento del sistema inmunológico. Un sistema inmunológico robusto es esencial para protegernos contra enfermedades e infecciones.

Sin embargo, la exposición constante a toxinas puede debilitar nuestras defensas naturales, haciéndonos más susceptibles a enfermedades.

La desintoxicación puede ayudar a aliviar esta carga, permitiendo que el sistema inmunológico funcione de manera más eficiente.

Al eliminar toxinas del cuerpo, reducimos la inflamación y el estrés oxidativo, que son factores clave en el debilitamiento del sistema inmunológico.

Durante mi proceso de desintoxicación, noté que me enfermaba con menos frecuencia y que mi capacidad para combatir resfriados y otras enfermedades menores había mejorado notablemente.

Uno de los pilares para fortalecer el sistema inmunológico es una **dieta rica en nutrientes**. Vitaminas y minerales como la vitamina C, la vitamina E, el zinc y el selenio son cruciales para la función inmunológica.

Alimentos como los cítricos, las nueces, las semillas y los vegetales de hoja verde son excelentes fuentes de estos nutrientes.

Durante mi desintoxicación, me aseguré de incluir estos alimentos en mi dieta diaria, y los resultados fueron evidentes en mi mayor resistencia a las enfermedades.

Además, el ayuno intermitente y las dietas líquidas pueden estimular un proceso conocido como autofagia, donde las células eliminan desechos y componentes dañados.

Este proceso es esencial para la renovación celular y puede fortalecer el sistema inmunológico. Incorporar ayuno intermitente en mi rutina de desintoxicación fue un desafío al principio, pero los beneficios que experimenté en términos de energía y salud inmunológica hicieron que valiera la pena.

La desintoxicación también implica reducir el estrés, lo cual es crucial para un sistema inmunológico fuerte.

Técnicas como la meditación, el yoga y la respiración profunda pueden ayudar a reducir los niveles de cortisol, la hormona del estrés, que puede suprimir la función inmunológica cuando está presente en exceso.

Al integrar prácticas de reducción de estrés en mi vida diaria, no solo apoyé mi salud inmunológica, sino que también mejoré mi bienestar general.

Salud Mental y Claridad Mental; Efectos Positivos en la Salud Mental y Emocional

Quizás uno de los aspectos más sorprendentes y gratificantes de la desintoxicación es su impacto en la salud mental y emocional.

En mi experiencia, los efectos positivos en la claridad mental y el equilibrio emocional fueron tan profundos como los beneficios físicos.

Las toxinas pueden afectar la función cerebral, causando una sensación de niebla mental, falta de concentración y cambios de humor.

Al desintoxicar el cuerpo, también estamos desintoxicando la mente. Una dieta limpia y rica en nutrientes proporciona al cerebro los elementos esenciales para funcionar de manera óptima.

Durante mi desintoxicación, noté una claridad mental renovada y una capacidad mejorada para concentrarme en mis tareas diarias.

La salud intestinal y la salud mental están estrechamente relacionadas.

El intestino se conoce a menudo como el "segundo cerebro" debido a la gran cantidad de neuronas que contiene y su capacidad para producir neurotransmisores como la serotonina, que influye en el estado de ánimo.

Al mejorar la salud digestiva a través de la desintoxicación, también estamos apoyando la producción equilibrada de estos neurotransmisores.

En mi caso, mejorar mi digestión tuvo un impacto positivo en mi estado de ánimo y me hizo sentir más equilibrada emocionalmente.

La desintoxicación también puede incluir prácticas de bienestar emocional, como la meditación y la atención plena.

Estas prácticas pueden reducir el estrés y la ansiedad, proporcionando una sensación de paz y equilibrio. En mi propio camino, integrar la meditación diaria me ayudó a manejar mejor el estrés y a mantener una perspectiva positiva incluso en momentos desafiantes.

Además, la desintoxicación a menudo implica una reflexión interna y un enfoque en el autocuidado.

Este proceso puede llevar a una mayor autoaceptación y a una conexión más profunda con uno mismo. A medida que eliminaba las toxinas físicas, también me deshacía de pensamientos y patrones negativos, lo que me permitió avanzar con una mayor confianza y claridad.

La mejora en la salud mental también se reflejó en mi sueño. Una mente y un cuerpo desintoxicados tienden a descansar mejor. Experimenté un sueño más profundo y reparador, lo que a su vez mejoró mi energía y mi estado de ánimo durante el día.

En resumen, la desintoxicación del cuerpo tiene un impacto holístico en la salud general. Mejora la función digestiva, fortalece el sistema inmunológico y proporciona claridad mental y bienestar emocional.

Al embarcarte en tu propio viaje de desintoxicación, no solo mejorarás tu salud física, sino que también experimentarás una transformación en tu bienestar mental y emocional.

Este capítulo es una invitación a descubrir el poder de la desintoxicación para vivir una vida más saludable, equilibrada y plena.

Capítulo 5; Beneficios de la Desintoxicación del Cuerpo

Cuando comencé mi viaje de desintoxicación, mi objetivo principal era mejorar mi salud física. A medida que avancé en el proceso, los beneficios que experimenté fueron más profundos y abarcadores de lo que jamás hubiera imaginado.

Aquí te cuento cómo la desintoxicación transformó mi cuerpo de maneras sorprendentes y gratificantes.

Piel Más Clara;

Uno de los primeros cambios que noté fue en mi piel. Antes de desintoxicarme, sufría de brotes frecuentes y una tez opaca. Con la desintoxicación, al eliminar toxinas y consumir alimentos ricos en antioxidantes, mi piel comenzó a limpiarse.

Los antioxidantes presentes en frutas y verduras frescas combaten los radicales libres, responsables del envejecimiento prematuro y los daños cutáneos.

Al incorporar jugos verdes y smoothies en mi dieta, mi piel se volvió más clara, luminosa y uniforme. Las impurezas que se reflejaban en mi rostro empezaron a desaparecer, y mi confianza se incrementó notablemente.

Mayor Energía;

Otro beneficio sorprendente fue el aumento en mis niveles de energía. Antes de la desintoxicación, me sentía constantemente cansada, sin importar cuánto durmiera.

Las toxinas y una dieta pobre sobrecargan el sistema digestivo, lo que puede llevar a una fatiga crónica. Al limpiar mi cuerpo y proporcionarle los nutrientes necesarios, sentí una oleada de energía renovada.

La incorporación de **superalimentos** como la espirulina y la maca me proporcionó un impulso energético natural, sin los altibajos que causan el azúcar y la cafeína.

Esta energía sostenida me permitió ser más productivo y activo durante el día.

Mejor Digestión;

La mejora en mi digestión fue quizás uno de los cambios más significativos. Como mencioné en capítulos anteriores, antes de la desintoxicación, sufría de problemas digestivos constantes.

Al cambiar a una dieta rica en fibra y nutrientes esenciales, mi sistema digestivo comenzó a funcionar de manera más eficiente. La hinchazón y las molestias digestivas desaparecieron, y mis movimientos intestinales se volvieron más regulares.

La clave estuvo en consumir alimentos integrales y evitar los procesados. Los probióticos, presentes en alimentos fermentados como el kéfir y el chucrut, también jugaron un papel crucial en equilibrar mi flora intestinal, mejorando aún más mi digestión.

Beneficios Mentales y Emocionales; Reducción del Estrés, Mejora del Estado de Ánimo

El viaje de desintoxicación no solo transformó mi cuerpo físico, sino que también tuvo un impacto profundo en mi salud mental y emocional. Aquí comparto cómo la desintoxicación mejoró mi bienestar mental y me ayudó a encontrar un equilibrio emocional más estable.

Reducción del Estrés;

Uno de los beneficios más notables fue la reducción del estrés. Antes de la desintoxicación, el estrés parecía una constante en mi vida, afectando mi salud y mi bienestar.

La práctica de la desintoxicación incluye no solo una dieta saludable, sino también técnicas de manejo del estrés como la meditación y el yoga.

Estas prácticas me enseñaron a calmar mi mente y a reducir los niveles de cortisol, la hormona del estrés.

A medida que eliminaba toxinas, también aprendía a liberar tensiones emocionales y mentales. Esta combinación de desintoxicación física y emocional me permitió enfrentar los desafíos diarios con una mayor calma y resiliencia.

Mejora del Estado de Ánimo;

La relación entre la alimentación y el estado de ánimo es poderosa. Durante la desintoxicación, al consumir alimentos ricos en nutrientes y reducir los procesados, noté una mejora significativa en mi estado de ánimo.

Los alimentos naturales y ricos en nutrientes como los ácidos grasos omega-3, presentes en las nueces y las semillas de chía, juegan un papel crucial en la salud mental.

Además, una digestión mejorada y un intestino sano tienen un impacto directo en la producción de serotonina, el neurotransmisor del bienestar.

Esta conexión entre el intestino y el cerebro, conocida como el eje intestino-cerebro, me ayudó a sentirme más feliz y equilibrado.

Las prácticas de mindfulness y la atención plena también me ayudaron a estar presente y a disfrutar más de la vida, aumentando mi sensación general de bienestar.

Impactos a Largo Plazo; Mantenimiento de una Salud Óptima a Largo Plazo

La desintoxicación no es solo una solución a corto plazo; es un compromiso con una vida más saludable y equilibrada. Los beneficios a largo plazo de la desintoxicación son profundos y duraderos, proporcionando una base sólida para mantener una salud óptima.

Mantenimiento de una Dieta Saludable;

Uno de los mayores logros de mi viaje de desintoxicación fue el establecimiento de hábitos alimenticios saludables. Aprendí a apreciar el valor de los alimentos integrales y a evitar los procesados y las toxinas.

Este cambio en la dieta no solo me ayudó a perder peso y mejorar mi digestión, sino que también sentó las bases para una salud a largo plazo.

Al mantener una dieta rica en frutas, verduras, granos enteros y proteínas magras, proporciono a mi cuerpo los nutrientes necesarios para funcionar de manera óptima.

Este enfoque alimenticio reduce el riesgo de enfermedades crónicas y me ayuda a mantener un peso saludable.

Fortalecimiento del Sistema Inmunológico;

Un sistema inmunológico fuerte es crucial para una vida saludable. La desintoxicación regular y una dieta nutritiva fortalecen las defensas naturales del cuerpo, haciéndolo más resistente a enfermedades e infecciones.

Al mantener estos hábitos a lo largo del tiempo, reduzco mi riesgo de contraer enfermedades y mejoro mi capacidad para recuperarme rápidamente si me enfermo.

Envejecimiento Saludable;

La desintoxicación también tiene un impacto significativo en el proceso de envejecimiento. Al reducir la carga tóxica y proporcionar al cuerpo antioxidantes y nutrientes esenciales, apoyo la salud celular y reduzco el daño oxidativo.

Esto no solo mejora mi apariencia física, manteniendo una piel más clara y joven, sino que también promueve un envejecimiento saludable a nivel interno.

La inflamación crónica, una de las principales causas del envejecimiento prematuro y las enfermedades degenerativas, se reduce significativamente con una dieta desintoxicante y hábitos de vida saludables.

Bienestar Mental y Emocional Sostenido;

Los beneficios mentales y emocionales de la desintoxicación también perduran a largo plazo. Al mantener prácticas de mindfulness y técnicas de manejo del estrés, mantengo un equilibrio emocional y una claridad mental.

Esto me permite enfrentar los desafíos de la vida con una mente tranquila y una perspectiva positiva. El bienestar mental sostenido mejora mi calidad de vida y me ayuda a disfrutar más de cada día.

Conexión con el Propio Cuerpo;

La desintoxicación me enseñó a escuchar y respetar mi cuerpo. Esta conexión profunda me permite identificar y responder a mis necesidades físicas y emocionales de manera más efectiva.

Al estar en sintonía con mi cuerpo, puedo mantener una salud óptima y prevenir problemas antes de que se conviertan en enfermedades graves.

En conclusión, los beneficios de la desintoxicación del cuerpo son amplios y profundos, abarcando la salud física, mental y emocional. Este viaje no solo mejora tu bienestar inmediato, sino que también sienta las bases para una vida saludable y equilibrada a largo plazo.

Al comprometerte con la desintoxicación, te embarcas en un camino de transformación y autodescubrimiento que te permitirá vivir tu vida al máximo.

Capítulo 6 Dietas de Desintoxicación Populares

Durante mi viaje de desintoxicación, descubrí que las dietas de jugos y batidos son una opción popular entre aquellos que buscan desintoxicar su cuerpo de manera efectiva y rápida.

Estas dietas se centran en el consumo de jugos y batidos frescos, hechos principalmente de frutas y verduras. Aunque ofrecen muchos beneficios, también **presentan ciertos riesgos que es importante considerar**.

- **Beneficios**

Las dietas de jugos y batidos son conocidas por su capacidad para proporcionar una gran cantidad de nutrientes en una forma fácilmente digerible.

Los jugos y batidos están llenos de vitaminas, minerales y antioxidantes, que pueden ayudar a limpiar el cuerpo y mejorar la salud general. Al eliminar las toxinas, estas dietas pueden resultar en una piel más clara, mayor energía y mejor digestión.

Durante mi experiencia con estas dietas, noté una mejora significativa en mi claridad mental y energía.

Los jugos verdes, en particular, son potentes desintoxicantes debido a su alto contenido de clorofila, que ayuda a limpiar el hígado y los intestinos.

Los batidos, al incluir la fibra de las frutas y verduras, también pueden apoyar la salud digestiva y promover la regularidad intestinal.

- **Posibles Riesgos**

A pesar de los beneficios, las dietas de jugos y batidos también pueden presentar riesgos. Una de las preocupaciones principales es la falta de proteínas y grasas esenciales, que son cruciales para el funcionamiento del cuerpo.

Además, el consumo exclusivo de jugos puede llevar a deficiencias nutricionales y a una sensación de hambre constante, lo que puede hacer que la dieta sea difícil de mantener a largo plazo.

Durante mi proceso, encontré que era esencial equilibrar la dieta de jugos con otros alimentos nutritivos para evitar estos problemas. Incorporar nueces, semillas y proteínas vegetales en la dieta puede ayudar a mantener un equilibrio nutricional adecuado.

Ejemplos de Dietas y Recetas

- Dieta de Jugos Verdes

Desayuno Jugo verde de espinacas, pepino, apio, manzana verde y limón.

Almuerzo Jugo de zanahoria, manzana, jengibre y cúrcuma.

Cena Jugo de remolacha, zanahoria, manzana y jengibre.

Receta de Jugo Verde Clásico

Ingredientes 2 tazas de espinacas, 1 pepino, 3 tallos de apio, 1 manzana verde, 1 limón, 1 trozo de jengibre.

Preparación Lavar todos los ingredientes, pasarlos por el extractor de jugos y servir inmediatamente.

- Dieta de Batidos Detox

Desayuno Batido de espinacas, plátano, leche de almendras y semillas de chía.

Almuerzo Batido de mango, piña, espinacas y agua de coco.

Cena Batido de arándanos, espinacas, yogurt griego y miel.

Receta de Batido Verde Energético

Ingredientes 1 taza de espinacas, 1 plátano, 1 taza de leche de almendras, 1 cucharada de semillas de chía.

Preparación Colocar todos los ingredientes en la licuadora, mezclar hasta obtener una consistencia suave y disfrutar.

- Dieta de Jugo de Frutas y Verduras

Desayuno Jugo de naranja, zanahoria y jengibre.

Almuerzo Jugo de pepino, manzana, espinacas y limón.

Cena Jugo de sandía, menta y limón.

Receta de Jugo Detox de Zanahoria y Jengibre

Ingredientes 4 zanahorias, 1 manzana, 1 trozo de jengibre, 1 limón.

Preparación Lavar y cortar los ingredientes, pasarlos por el extractor de jugos y servir fresco.

Dietas Basadas en Alimentos Integrales Enfoque en Alimentos No Procesados y Orgánicos

Al profundizar en mi viaje de desintoxicación, descubrí que las dietas basadas en alimentos integrales son una opción sostenible y nutritiva para limpiar el cuerpo.

Estas dietas se centran en consumir alimentos en su forma más natural, evitando los procesados y los cargados de aditivos químicos. Aquí te cuento cómo este enfoque transformó mi salud y bienestar.

* **Beneficios**

Las dietas de alimentos integrales están llenas de nutrientes esenciales que el cuerpo necesita para funcionar correctamente.

Al eliminar los alimentos procesados, que a menudo contienen conservantes, azúcares añadidos y grasas trans, permitimos que nuestro cuerpo absorba mejor las vitaminas, minerales y antioxidantes de los alimentos naturales.

Durante mi experiencia, noté una mejora en mi energía, digestión y claridad mental.

Uno de los mayores beneficios es la mejora en la salud digestiva. Los alimentos integrales, como frutas, verduras, granos enteros y legumbres, son ricos en fibra, lo que promueve una digestión saludable y regular.

También ayudan a mantener un equilibrio saludable de la flora intestinal, esencial para la desintoxicación y la salud general.

- **Posibles Riesgos**

Aunque las dietas de alimentos integrales son generalmente seguras, es importante asegurarse de obtener una variedad de nutrientes.

Un enfoque demasiado restrictivo puede llevar a deficiencias nutricionales si no se incluye una amplia gama de alimentos.

También es crucial elegir alimentos orgánicos siempre que sea posible para evitar la exposición a pesticidas y otros contaminantes.

Durante mi viaje, me aseguré de incluir una variedad de colores y tipos de alimentos en mi dieta para obtener un espectro completo de nutrientes.

Opté por productos orgánicos y locales siempre que pude, lo que también apoyó mi comunidad y el medio ambiente.

Ejemplos de Dietas y Recetas

- Dieta de Alimentos Integrales Ricos en Fibra

Desayuno Avena con frutas frescas y nueces.

Almuerzo Ensalada de quinoa con espinacas, tomate, aguacate y garbanzos.

Cena Salmón al horno con brócoli y batata.

Receta de Ensalada de Quinoa

Ingredientes 1 taza de quinoa cocida, 2 tazas de espinacas, 1 tomate, 1 aguacate, 1 taza de garbanzos cocidos, jugo de limón, aceite de oliva.

Preparación Mezclar todos los ingredientes en un bol grande, aderezar con jugo de limón y aceite de oliva, y servir fresco.

- Dieta de Alimentos Integrales Vegetarianos

Desayuno Smoothie bowl con espinacas, plátano, bayas y granola.

Almuerzo Wrap de lechuga con hummus, zanahoria rallada, pepino y pimientos.

Cena Curry de lentejas con arroz integral.

Receta de Curry de Lentejas

Ingredientes 1 taza de lentejas rojas, 1 lata de leche de coco, 1 cebolla, 2 dientes de ajo, 1 cucharada de curry en polvo, 1 taza de tomates triturados.

Preparación Sofreír la cebolla y el ajo, añadir las lentejas, los tomates, la leche de coco y el curry. Cocinar a fuego lento hasta que las lentejas estén tiernas y servir con arroz integral.

- Dieta de Alimentos Integrales Baja en Carbohidratos

Desayuno Huevos revueltos con espinacas y aguacate.

Almuerzo Ensalada de pollo a la parrilla con kale, almendras y aderezo de limón.

Cena Tacos de lechuga con carne molida de pavo y salsa de tomate casera.

Receta de Tacos de Lechuga

Ingredientes Hojas de lechuga, 200g de carne molida de pavo, 1 tomate, 1 cebolla, 1 diente de ajo, especias al gusto.

Preparación Cocinar la carne molida con la cebolla y el ajo, añadir el tomate y las especias. Servir en hojas de lechuga y disfrutar.

Ayunos y Semiayunos Diferentes Tipos de Ayuno y Cómo Implementarlos

Al explorar métodos de desintoxicación, descubrí que el ayuno y el semiayuno son prácticas poderosas para limpiar el cuerpo y revitalizar la mente.

Estos métodos implican restringir la ingesta de alimentos durante ciertos períodos, permitiendo que el cuerpo descanse y se repare. Aquí te cuento cómo implementar diferentes tipos de ayuno y sus beneficios.

- **Beneficios**

El ayuno y el semiayuno pueden promover la autofagia, un proceso donde el cuerpo elimina células dañadas y regenera nuevas. Este proceso es crucial para la desintoxicación celular y la salud a largo plazo.

Durante mi experiencia, noté una claridad mental renovada, mayor energía y una sensación general de bienestar.

El ayuno también puede mejorar la sensibilidad a la insulina y promover la pérdida de peso.

Al restringir la ingesta de alimentos, el cuerpo utiliza las reservas de grasa como fuente de energía, lo que puede resultar en una reducción de peso y una composición corporal mejorada.

- **Posibles Riesgos**

Aunque el ayuno ofrece muchos beneficios, no es adecuado para todos. Aquellos con condiciones médicas preexistentes, como diabetes o trastornos alimentarios, deben evitar el ayuno o hacerlo bajo supervisión médica.

También es importante no prolongar los ayunos excesivamente, ya que puede llevar a deficiencias nutricionales y pérdida de masa muscular.

Durante mi viaje, encontré útil comenzar con ayunos intermitentes más cortos y aumentar gradualmente la duración a medida que mi cuerpo se adaptaba. Mantenerse hidratado y escuchar las señales del cuerpo fue clave para una experiencia de ayuno segura y efectiva.

Ejemplos de Dietas y Recetas

- Ayuno Intermitente 168

Horario de Alimentación 8 horas (1200 p.m. - 800 p.m.)

Desayuno (1200 p.m.) Omelette de espinacas y champiñones.

Almuerzo (400 p.m.) Ensalada de pollo con aguacate y almendras.

Cena (800 p.m.) Salmón al horno con espárragos.

Receta de Omelette de Espinacas

Ingredientes 2 huevos, 1 taza de espinacas, 12 taza de champiñones, sal y pimienta al gusto.

Preparación Batir los huevos, añadir las espinacas y champiñones picados, cocinar en una sartén antiadherente y servir caliente.

- Semiayuno de Jugo

Horario de Alimentación Jugo fresco cada 3-4 horas.

Desayuno Jugo de apio y manzana.

Almuerzo Jugo de zanahoria y jengibre.

Cena Jugo de remolacha y limón.

Receta de Jugo de Apio y Manzana

Ingredientes 4 tallos de apio, 2 manzanas verdes, 1 trozo de jengibre.

Preparación Pasar los ingredientes por el extractor de jugos y servir fresco.

- Ayuno de 24 Horas

Método Ayuno completo durante 24 horas, seguido de una comida nutritiva.

Desayuno (día siguiente) Batido de proteínas con plátano y espinacas.

Almuerzo Sopa de verduras con quinoa.

Cena Pollo a la parrilla con ensalada de kale.

Receta de Sopa de Verduras

Ingredientes 1 taza de quinoa cocida, 2 zanahorias, 1 calabacín, 1 cebolla, 2 tazas de espinacas, caldo de verduras.

Preparación Cocinar las verduras en el caldo, añadir la quinoa y las espinacas, y servir caliente.

En conclusión, cada método de desintoxicación ofrece beneficios únicos y puede ser adaptado a tus necesidades y estilo de vida.

Ya sea a través de jugos, alimentos integrales o ayuno, la clave está en encontrar lo que funciona mejor para ti y tu cuerpo. Al seguir estas prácticas de desintoxicación, podrás experimentar una transformación profunda en tu salud y bienestar.

Capítulo 7; Recetas para Desintoxicarse

A lo largo de mi viaje de desintoxicación, descubrí que los jugos y batidos detox son una forma deliciosa y refrescante de incorporar nutrientes esenciales en mi dieta diaria.

No solo son fáciles de preparar, sino que también pueden ser personalizados para satisfacer nuestras necesidades específicas de salud. Aquí comparto algunas de mis recetas favoritas, que me ayudaron a revitalizar mi cuerpo y mente.

Ingredientes Clave;

Espinacas y Kale; Estas hojas verdes son ricas en clorofila, que ayuda a limpiar el hígado y eliminar toxinas del cuerpo.

Pepino y Apio; Altos en agua, estos vegetales promueven la hidratación y la eliminación de desechos.

Jengibre y Cúrcuma; Tienen propiedades antiinflamatorias y ayudan a mejorar la digestión.

Frutas Frescas; Manzanas, bayas, y cítricos añaden un toque de dulzura natural y están llenas de antioxidantes.

Recetas Inspiradoras;

- Jugo Verde Revitalizante;

Ingredientes; 2 tazas de espinacas, 1 pepino, 3 tallos de apio, 1 manzana verde, 1 limón, 1 trozo de jengibre.

Preparación; Lavar todos los ingredientes, pasarlos por el extractor de jugos y servir inmediatamente. Este jugo es perfecto para empezar el día con energía y frescura.

- Batido Energético de Espinacas y Mango;

Ingredientes; 1 taza de espinacas, 1 taza de mango congelado, 1 plátano, 1 taza de leche de almendras, 1 cucharada de semillas de chía.

Preparación; Colocar todos los ingredientes en la licuadora, mezclar hasta obtener una consistencia suave y disfrutar. Este batido es ideal para un desayuno rápido y nutritivo.

- Jugo Antiinflamatorio de Zanahoria y Cúrcuma;

Ingredientes; 4 zanahorias, 1 naranja, 1 trozo de cúrcuma fresca, 1 limón, 1 manzana.

Preparación; Lavar y cortar los ingredientes, pasarlos por el extractor de jugos y servir fresco. Este jugo es excelente para combatir la inflamación y promover la salud general.

Comidas Detox; Desayunos, Almuerzos y Cenas Saludables

Encontrar comidas deliciosas y saludables que apoyen el proceso de desintoxicación fue una parte crucial de mi viaje. Aquí comparto algunas recetas que me ayudaron a mantenerme en el camino correcto, llenándome de energía y nutrientes esenciales sin sacrificar el sabor.

Desayunos Nutritivos;

- Avena con Frutas y Nueces;

Ingredientes; 1 taza de avena, 1 taza de leche de almendras, 1 plátano en rodajas, 1 puñado de nueces, 1 cucharada de miel.

Preparación; Cocinar la avena con la leche de almendras, servir con plátano, nueces y un toque de miel. Esta avena es un desayuno cálido y reconfortante que te mantendrá lleno de energía durante toda la mañana.

- Tostadas de Aguacate y Huevo;

Ingredientes; 2 rebanadas de pan integral, 1 aguacate, 2 huevos, sal y pimienta al gusto.

Preparación; Tostar el pan, untar con aguacate, agregar los huevos escalfados y sazonar con sal y pimienta. Estas tostadas son una opción deliciosa y saciante para empezar el día.

Almuerzos Saludables;

- Ensalada de Quinoa y Garbanzos;

Ingredientes; 1 taza de quinoa cocida, 1 taza de garbanzos cocidos, 1 tomate, 1 pepino, 1/2 cebolla roja, jugo de limón, aceite de oliva.

Preparación; Mezclar todos los ingredientes en un bol grande, aderezar con jugo de limón y aceite de oliva. Esta ensalada es una comida completa y balanceada, perfecta para un almuerzo ligero pero nutritivo.

- Wrap de Pollo y Vegetales;

Ingredientes; 1 tortilla integral, 100g de pechuga de pollo a la parrilla, 1/2 pimiento rojo, 1/2 aguacate, espinacas, salsa de yogur.

Preparación; Rellenar la tortilla con el pollo, los vegetales y la salsa de yogur, enrollar y servir. Este wrap es una opción rápida y sabrosa para llevar al trabajo o disfrutar en casa.

Cenas Reconfortantes;

- Salmón al Horno con Verduras;

Ingredientes; 200g de salmón, 1 taza de brócoli, 1 zanahoria, 1 pimiento amarillo, jugo de limón, hierbas frescas.

Preparación; Colocar el salmón y las verduras en una bandeja para hornear, rociar con jugo de limón y hierbas, hornear a 180°C durante 20 minutos. Esta cena es rica en proteínas y antioxidantes, ideal para una noche relajante.

- Curry de Lentejas Rojas;

Ingredientes; 1 taza de lentejas rojas, 1 lata de leche de coco, 1 cebolla, 2 dientes de ajo, 1 cucharada de curry en polvo, 1 taza de espinacas.

Preparación; Sofreír la cebolla y el ajo, añadir las lentejas, la leche de coco y el curry, cocinar a fuego lento hasta que las lentejas estén tiernas, añadir las espinacas al final y servir. Este curry es una comida reconfortante y llena de sabor.

Snacks y Postres Saludables; Opciones para Mantener el Plan de Desintoxicación sin Sacrificios

Una de las mayores revelaciones durante mi proceso de desintoxicación fue descubrir que podía disfrutar de deliciosos snacks y postres sin comprometer mis objetivos de salud.

Aquí comparto algunas de mis recetas favoritas que me ayudaron a mantenerme en el buen camino sin sentirme privado.

Snacks Nutritivos;

- Bolas Energéticas de Dátiles y Nueces;

Ingredientes; 1 taza de dátiles sin hueso, 1 taza de nueces, 2 cucharadas de cacao en polvo, 1 cucharada de aceite de coco.

Preparación; Procesar todos los ingredientes en un procesador de alimentos hasta obtener una mezcla homogénea, formar bolas y refrigerar. Estas bolas son un snack perfecto para obtener un impulso de energía durante el día.

- Palitos de Vegetales con Hummus;

Ingredientes; Zanahorias, pepinos, pimientos en tiras, 1 taza de hummus casero.

Preparación; Cortar los vegetales en tiras y servir con el hummus. Este snack es fresco, crujiente y lleno de fibra.

Postres Saludables;

- Parfait de Yogur y Frutas;

Ingredientes; 1 taza de yogur griego, 1/2 taza de frutas frescas (fresas, arándanos, kiwi), 1 cucharada de granola.

Preparación; En un vaso, alternar capas de yogur y frutas, espolvorear con granola. Este parfait es un postre delicioso y nutritivo que satisface el antojo de algo dulce.

- Helado de Plátano y Mantequilla de Almendra;

Ingredientes; 2 plátanos congelados, 2 cucharadas de mantequilla de almendra, 1 cucharadita de extracto de vainilla.

Preparación; Procesar los plátanos en una licuadora hasta obtener una consistencia cremosa, añadir la mantequilla de almendra y la vainilla, mezclar bien y servir. Este helado es una alternativa saludable y deliciosa a los postres convencionales.

En conclusión, estas recetas no solo son deliciosas, sino que también apoyan el proceso de desintoxicación de manera efectiva.

Al incorporar jugos, batidos, comidas balanceadas y snacks saludables en tu rutina diaria, puedes experimentar una transformación profunda en tu salud y bienestar.

Recuerda que la clave está en disfrutar del proceso y encontrar recetas que te hagan sentir bien tanto por dentro como por fuera.

Capítulo 8; Consejos para una Desintoxicación Eficaz

Durante mi viaje de desintoxicación, aprendí que la preparación adecuada y el compromiso son fundamentales para lograr resultados óptimos.

Aquí comparto consejos prácticos y estrategias probadas que te ayudarán a realizar una desintoxicación efectiva y revitalizante.

Preparación para una Desintoxicación;

Antes de embarcarte en cualquier programa de desintoxicación, es fundamental preparar tanto tu mente como tu cuerpo para los cambios que se avecinan. Aquí te guiaré sobre cómo hacerlo;

Investigación y Planificación;

Dedica tiempo a investigar diversos métodos de desintoxicación y selecciona el que mejor se ajuste a tus necesidades y estilo de vida.

Planifica tus comidas y abastece tu despensa con alimentos frescos y saludables que serán fundamentales durante todo el proceso.

Consulta con Profesionales;

Si padeces condiciones de salud previas o estás bajo tratamiento médico, consulta con un profesional de la salud antes de iniciar cualquier programa de desintoxicación.

Esto garantizará que el método elegido sea seguro y adecuado para ti, adaptándolo según sea necesario para tu bienestar integral.

Preparación Mental Positiva;

Prepara tu mente para el cambio positivo que se avecina. Visualiza los beneficios que alcanzarás al concluir la desintoxicación, como incremento de energía, una piel radiante y una mayor claridad mental.

Cultiva una actitud positiva y receptiva hacia el proceso, pues tu disposición mental juega un papel crucial en el éxito de tu viaje hacia una mejor salud y bienestar.

Este enfoque proactivo y preparatorio no solo optimiza los resultados de tu desintoxicación, sino que también te empodera para abrazar plenamente el camino hacia una vida más saludable y equilibrada.

Mantener la Motivación y el Compromiso

Durante el proceso de desintoxicación, es común enfrentar desafíos y tentaciones. Aquí te presento estrategias efectivas para mantener alta tu motivación y compromiso;

Establece Objetivos Claros;

Define metas específicas y alcanzables para tu desintoxicación, ya sea perder peso, mejorar tu digestión o incrementar tu energía.

Mantén estas metas en mente para motivarte a seguir adelante y recordar el propósito detrás de cada decisión saludable que tomes.

Encuentra un Sistema de Apoyo;

Comparte tus objetivos con amigos, familiares o únete a comunidades en línea donde otros estén realizando desintoxicaciones similares.

El apoyo de personas que entienden tus metas puede ser increíblemente motivador y te ayudará a mantener el rumbo cuando enfrentes desafíos.

Celebra los Pequeños Logros;

Reconoce y celebra cada pequeño avance que logres durante tu desintoxicación.

Desde resistir un antojo hasta mantener una rutina de ejercicio constante o simplemente sentirte más ligero y vital, cada paso es un logro hacia tu bienestar integral.

Celebrar estos hitos refuerza tu motivación y te impulsa hacia adelante con renovada determinación.

Estas estrategias no solo fortalecen tu compromiso con la desintoxicación, sino que también te ayudan a cultivar un enfoque positivo y proactivo hacia tu salud.

Al mantener una mentalidad centrada en el progreso y el autocuidado, estás creando un camino hacia una vida más saludable y vibrante.

Qué Hacer y Qué No Hacer

Evitar errores comunes puede marcar una gran diferencia en la efectividad de tu desintoxicación. Aquí te presento consejos ampliados sobre qué hacer y qué no hacer durante este proceso crucial para tu bienestar;

- **Qué Hacer;**

Hidratarse adecuadamente;

Beber suficiente agua es crucial para ayudar al cuerpo a eliminar toxinas. Asegúrate de consumir al menos 8 vasos de agua al día.

Además, considera incorporar infusiones de hierbas detox como el té verde o el diente de león, que no solo hidratan, sino que también ofrecen beneficios adicionales para la desintoxicación.

Priorizar alimentos frescos;

Opta siempre por alimentos integrales y orgánicos. Incluye en tu dieta diaria una variedad de frutas y verduras frescas, granos enteros ricos en fibra, proteínas magras como pollo o pescado, y grasas saludables como el aguacate y los frutos secos.

Estos alimentos no solo proporcionan nutrientes esenciales, sino que también apoyan el proceso de eliminación de toxinas del cuerpo de manera natural.

Incorporar técnicas de relajación;

El estrés puede contribuir significativamente a la acumulación de toxinas en el cuerpo. Dedica tiempo diariamente a practicar técnicas de relajación como la meditación, el yoga o simplemente dar paseos tranquilos por la naturaleza.

Estas prácticas no solo ayudan a reducir el estrés, sino que también promueven un ambiente interno propicio para la desintoxicación efectiva.

Qué No Hacer;

Saltarse comidas o ayunar en exceso;

Si bien el ayuno intermitente controlado puede ofrecer beneficios para la salud, saltarse comidas o ayunar de manera extrema puede conducir a desequilibrios nutricionales y efectos adversos en el metabolismo.

Es crucial mantener un equilibrio adecuado de nutrientes durante todo el proceso de desintoxicación.

Consumir alimentos procesados y azúcares refinados;

Evita los alimentos procesados que carecen de nutrientes esenciales y contienen aditivos artificiales.

Además, reduce al mínimo el consumo de azúcares refinados, ya que estos pueden sobrecargar el sistema digestivo, promover la inflamación y dificultar el proceso de desintoxicación.

Depender de suplementos sin supervisión;

Si consideras incorporar suplementos durante tu desintoxicación, consulta siempre con un profesional de la salud antes de comenzar.

Esto garantiza que los suplementos sean seguros y adecuados para tus necesidades individuales, evitando cualquier efecto adverso potencial.

Al seguir estos consejos y estrategias ampliadas, estarás bien equipado para llevar a cabo una desintoxicación efectiva que revitalice tu cuerpo y mejore tu bienestar general.

Recuerda que cada paso que das hacia una salud óptima es un paso hacia una vida más plena y vibrante.

Consejos extra para desintoxicar

Baños de Desintoxicación; Incorpora baños de desintoxicación utilizando sales de epsom, bicarbonato de sodio o arcilla bentonita. Estos baños pueden ayudar a eliminar toxinas a través de la piel y promover una sensación de relajación.

Cepillado en Seco; Prueba el cepillado en seco antes de la ducha para estimular la circulación sanguínea y el sistema linfático. Utiliza un cepillo de cerdas naturales y realiza movimientos suaves hacia el corazón para ayudar a eliminar toxinas a través de la piel.

Té de Hierbas Detox; Además del té verde y el diente de león, considera incluir otras hierbas detox como el cilantro, el jengibre, la menta y el cardo mariano en tu dieta diaria.

Estas hierbas pueden apoyar la función hepática y digestiva, facilitando la eliminación de toxinas del cuerpo.

Ayuno de Medios Días; Prueba el ayuno de medios días como una alternativa al ayuno completo.

Esto implica limitar la ingesta de alimentos durante un período de tiempo específico (por ejemplo, desde el desayuno hasta el almuerzo o desde el almuerzo hasta la cena), lo que puede ayudar a descansar y revitalizar el sistema digestivo.

Respiración Profunda; Dedica unos minutos cada día a practicar respiraciones profundas y conscientes. La respiración profunda ayuda a oxigenar el cuerpo, reducir el estrés y apoyar la eliminación de toxinas a través del sistema respiratorio.

Masaje Terapéutico; Programa sesiones regulares de masaje terapéutico para estimular la circulación y ayudar al cuerpo a liberar toxinas almacenadas en los músculos y tejidos blandos.

El masaje también puede mejorar el estado de ánimo y promover una sensación general de bienestar.

Desintoxicación Digital; Dedica tiempo cada día para desconectarte de dispositivos electrónicos y pantallas. La desintoxicación digital puede reducir el estrés mental, mejorar la calidad del sueño y promover una mayor claridad mental.

Jugos Verdes Energizantes; Incorpora jugos verdes frescos a tu rutina diaria. Estos jugos están llenos de vitaminas, minerales y antioxidantes que pueden apoyar la desintoxicación y proporcionar un impulso de energía natural.

Integra estos consejos adicionales según tus necesidades y preferencias personales, y recuerda siempre consultar con un profesional de la salud antes de realizar cambios significativos en tu dieta o estilo de vida.

Capítulo 9; Apoyo Adicional durante la Desintoxicación

Durante mi viaje de desintoxicación, descubrí que incorporar apoyo adicional puede potenciar significativamente los beneficios del proceso.

Aquí exploraremos terapias complementarias, ejercicio físico y técnicas de mindfulness que pueden mejorar tu experiencia de desintoxicación y fortalecer tu bienestar general.

Terapias Complementarias

Masajes; Beneficios para la circulación y eliminación de toxinas

Los masajes son más que solo un lujo; son una herramienta poderosa para mejorar la salud y apoyar la desintoxicación del cuerpo.

Al estimular la circulación sanguínea y linfática, los masajes facilitan el transporte de nutrientes esenciales y la eliminación de desechos metabólicos.

Esto no solo mejora la oxigenación de los tejidos, sino que también ayuda a liberar toxinas atrapadas en los músculos y tejidos blandos.

Además, los masajes reducen la tensión muscular y el estrés, creando un ambiente interno propicio para la desintoxicación completa y la revitalización del cuerpo.

Saunas; Promueven la sudoración y eliminación de toxinas a través de la piel

Las saunas ofrecen una forma efectiva de eliminar toxinas mediante la sudoración profunda. El calor en la sauna dilata los vasos sanguíneos, mejorando la circulación y facilitando la entrega de oxígeno y nutrientes a los tejidos.

A través del sudor, el cuerpo elimina metales pesados, productos químicos y otras toxinas que se acumulan en el organismo. Este proceso no solo limpia la piel, sino que también alivia el estrés y promueve una sensación general de bienestar.

La sauna se convierte así en un aliado crucial en la ruta hacia una salud óptima y un cuerpo desintoxicado.

Acupuntura; Equilibra el flujo de energía y apoya el proceso de desintoxicación

La acupuntura, basada en la medicina tradicional china, utiliza agujas delgadas para estimular puntos específicos en el cuerpo y restaurar el equilibrio energético.

Este equilibrio no solo promueve una mejor función de los órganos vitales como el hígado y los riñones, sino que también facilita la eliminación de toxinas y fortalece el sistema inmunológico.

Al equilibrar el flujo de energía a través de los meridianos del cuerpo, la acupuntura reduce el estrés y la ansiedad, mejorando así la eficacia de la desintoxicación.

Es una práctica que no solo cura, sino que también revitaliza, ofreciendo un apoyo integral para alcanzar y mantener una salud óptima.

Estas terapias complementarias no solo mejoran la salud física, sino que también promueven un bienestar emocional y mental. Al integrar masajes, saunas y acupuntura en tu rutina de desintoxicación, estás dando pasos significativos hacia un cuerpo más limpio, equilibrado y vibrante.

Ejercicio Físico y Movimiento

El ejercicio físico es mucho más que mantenerse activo; es una piedra angular para una salud óptima y un cuerpo desintoxicado.

Incluir diferentes tipos de ejercicio en tu rutina no solo fortalece los músculos y mejora la flexibilidad, sino que también optimiza el funcionamiento interno de tu organismo.

Tipos de Ejercicio Beneficiosos; Cardiovascular, yoga, pilates, etc.

Cardiovascular; Este tipo de ejercicio, como correr, nadar o andar en bicicleta, acelera el ritmo cardíaco y aumenta la circulación sanguínea.

Esto no solo mejora la capacidad cardiovascular, sino que también ayuda al cuerpo a eliminar toxinas a través del sudor y la respiración profunda.

Yoga; Con su enfoque en la respiración consciente y el movimiento fluido, el yoga no solo fortalece los músculos y mejora la flexibilidad, sino que también calma la mente y reduce el estrés.

La combinación de posturas (asanas) y técnicas de respiración (pranayama) facilita la circulación de la linfa y apoya la eliminación de toxinas.

Pilates; Este método de ejercicio se centra en fortalecer el núcleo y mejorar la postura mediante movimientos controlados y precisos.

Al fortalecer los músculos profundos y mejorar la alineación corporal, el pilates ayuda a optimizar la función del sistema digestivo y la circulación sanguínea, fundamentales para la desintoxicación.

Importancia de la Actividad Física; Mejora la circulación y el metabolismo

El movimiento regular no solo tonifica el cuerpo, sino que también juega un papel crucial en la desintoxicación y el mantenimiento de una salud óptima;

Mejora de la Circulación; El ejercicio físico aumenta el flujo sanguíneo, lo que facilita el transporte de nutrientes esenciales y la eliminación de toxinas a través del sistema circulatorio.

Optimización del Metabolismo; La actividad física activa el metabolismo, promoviendo una mayor quema de calorías y una regulación más eficiente de los procesos metabólicos.

Esto contribuye a la eliminación de desechos y toxinas acumuladas en el cuerpo.

Al incorporar diferentes tipos de ejercicio en tu vida diaria, no solo estás fortaleciendo tu cuerpo, sino que también estás optimizando tu capacidad natural de desintoxicación.

Cada sesión de ejercicio es una oportunidad para liberar tensiones, mejorar la circulación y revitalizar tanto el cuerpo como la mente.

Meditación y Mindfulness

La meditación y el mindfulness son prácticas poderosas que no solo calman la mente, sino que también fortalecen el proceso de desintoxicación al nivel físico, mental y emocional.

Técnicas de Reducción de Estrés; Meditación guiada, mindfulness

Meditación Guiada; Esta técnica utiliza la voz de un guía para dirigir la atención y relajar la mente.

A través de la visualización y la atención plena en la respiración y las sensaciones corporales, la meditación guiada ayuda a reducir el estrés y a cultivar estados mentales positivos.

Durante la desintoxicación, puede ser especialmente efectiva para mantener la calma y la claridad mental.

Mindfulness; El mindfulness implica prestar atención consciente al momento presente, sin juzgar las experiencias que surgen.

A través de la práctica regular de mindfulness, se desarrolla una mayor conciencia de los pensamientos, emociones y sensaciones físicas.

Esto no solo reduce el estrés, sino que también promueve una respuesta más equilibrada ante los desafíos durante el proceso de desintoxicación.

Beneficios para la Salud Mental; Reducción del estrés y apoyo emocional durante la desintoxicación

Reducción del Estrés; La meditación y el mindfulness reducen los niveles de cortisol, la hormona del estrés, promoviendo así un estado de relajación profunda que facilita la eliminación de toxinas y fortalece el sistema inmunológico.

Apoyo Emocional; Durante la desintoxicación, pueden surgir emociones intensas a medida que el cuerpo se libera de toxinas acumuladas.

La meditación y el mindfulness ofrecen herramientas para enfrentar estas emociones de manera consciente y compasiva, fomentando un proceso de sanación integral.

Al practicar la meditación y el mindfulness regularmente, no solo estás mejorando tu bienestar mental y emocional, sino que también estás fortaleciendo tu capacidad de respuesta frente a los desafíos cotidianos.

Estas prácticas no requieren equipo especializado ni mucho tiempo; solo necesitas disposición para explorar y cultivar un espacio de paz interior que te acompañe en tu viaje hacia una vida más saludable y equilibrada.

Capítulo 10; Mantener los Resultados a Largo Plazo

Una vez completada una desintoxicación efectiva, es fundamental consolidar los resultados obtenidos y transformarlos en un estilo de vida sostenible y saludable.

Aquí exploraremos cómo puedes incorporar hábitos saludables de manera continua para mantener tu bienestar a largo plazo.

Incorporar Hábitos Saludables

La desintoxicación no se trata simplemente de un proceso temporal, sino de adoptar cambios positivos que puedan perdurar en el tiempo. Aquí te guiaré a través de algunas estrategias clave para transformar la desintoxicación en un estilo de vida integral;

Alimentación Balanceada y Variada; Continúa priorizando alimentos frescos, integrales y nutritivos en tu dieta diaria. Esto incluye frutas y verduras coloridas, proteínas magras, granos enteros y grasas saludables como el aguacate y el aceite de oliva.

Evita los alimentos procesados y ricos en azúcares, ya que pueden sabotear tus esfuerzos de desintoxicación.

Hidratación Regular; Mantén el hábito de beber suficiente agua durante todo el día. El agua es esencial para la función adecuada de los órganos, la eliminación de toxinas y la hidratación de la piel.

Considera incorporar infusiones de hierbas como el té verde o el té de diente de león para potenciar los efectos detox de tu rutina diaria.

Ejercicio Consistente; Establece un régimen de ejercicio regular que disfrutes y puedas mantener a largo plazo. Ya sea caminar, correr, practicar yoga o entrenamiento de fuerza, el ejercicio físico no solo ayuda a mantener un peso saludable, sino que también mejora la circulación, fortalece los músculos y apoya el proceso de desintoxicación natural del cuerpo.

Descanso y Recuperación; Prioriza el descanso adecuado y la recuperación. Dormir lo suficiente cada noche es crucial para la regeneración celular, la función cognitiva y la salud mental.

Considera establecer una rutina de sueño consistente y practicar técnicas de relajación antes de acostarte para mejorar la calidad del sueño.

Manejo del Estrés; El estrés crónico puede contribuir a la acumulación de toxinas en el cuerpo. Incorpora técnicas de manejo del estrés como la meditación, el mindfulness, la respiración profunda o actividades relajantes como el baño caliente o la lectura.

Encuentra lo que funciona mejor para ti y hazlo parte de tu rutina diaria.

Apoyo Social y Mental; Mantén conexiones significativas con amigos, familiares o grupos de apoyo que compartan tus valores de salud y bienestar.

El apoyo social puede ser un poderoso motivador para mantener tus hábitos saludables y superar los desafíos que puedas enfrentar en el camino.

Transformación hacia un Estilo de Vida Saludable;

La clave para mantener los resultados de la desintoxicación a largo plazo radica en la consistencia y el compromiso con un estilo de vida saludable.

Es importante entender que la desintoxicación no es un evento único, sino un proceso continuo de autocuidado y atención a las necesidades de tu cuerpo y mente.

Educación Continua; Sigue aprendiendo sobre nutrición, bienestar y técnicas de autocuidado. Mantente al tanto de las últimas investigaciones y recomendaciones para optimizar tu salud y bienestar.

Flexibilidad y Adaptabilidad; A medida que avanzas en tu viaje hacia un estilo de vida saludable, sé flexible y dispuesto a ajustar tus hábitos según sea necesario. La vida está llena de cambios y desafíos, y adaptarte es clave para mantener tu equilibrio y bienestar.

Celebra tus Logros; Reconoce y celebra cada paso que das hacia una vida más saludable. Ya sea alcanzar una meta de peso, mejorar tu resistencia física o simplemente sentirte más en paz contigo mismo, cada logro es un testimonio de tu compromiso con tu salud y bienestar.

Al adoptar estos hábitos saludables de manera constante y comprometida, estarás construyendo una base sólida para mantener los beneficios de tu desintoxicación a largo plazo.

Recuerda que cada elección que hagas en favor de tu salud es una inversión en tu futuro bienestar y calidad de vida.

Planificación de Desintoxicaciones Regulares

Una vez que has establecido un estilo de vida saludable después de una desintoxicación inicial, es importante considerar la planificación de desintoxicaciones regulares para mantener y optimizar tu bienestar a largo plazo.

Aquí exploraremos la frecuencia recomendada y las variaciones según las necesidades individuales para realizar desintoxicaciones de manera efectiva.

Frecuencia Recomendada de Desintoxicaciones;

La frecuencia con la que debes realizar desintoxicaciones puede variar según varios factores, incluyendo tu estado de salud actual, estilo de vida, objetivos personales y la intensidad de la desintoxicación.

Aunque cada persona es única y las necesidades pueden diferir, aquí te proporciono algunas pautas generales;

Desintoxicaciones Estacionales; Muchas personas optan por realizar desintoxicaciones estacionales, como al comienzo de la primavera o el otoño, para limpiar el cuerpo después de cambios climáticos y hábitos alimentarios estacionales.

Desintoxicaciones Semestrales o Anuales; Realizar desintoxicaciones cada seis meses o una vez al año puede ser una estrategia efectiva para mantener un equilibrio corporal y apoyar la eliminación regular de toxinas acumuladas.

Según Necesidades Individuales; Algunas personas pueden beneficiarse de desintoxicaciones más frecuentes, especialmente si tienen una dieta menos saludable, están expuestas a altos niveles de estrés o experimentan síntomas crónicos de toxicidad.

Es crucial escuchar a tu cuerpo y ajustar la frecuencia de las desintoxicaciones según cómo te sientas y tus objetivos de salud a largo plazo.

Consultar con un profesional de la salud puede proporcionarte orientación personalizada sobre la frecuencia más adecuada para ti.

Variaciones según Necesidades Individuales;

Las desintoxicaciones no son un enfoque único para todos. Es importante adaptar el tipo y la intensidad de la desintoxicación según tus necesidades individuales y condiciones de salud específicas. Aquí algunas variaciones a considerar;

Intensidad de la Desintoxicación; Puedes optar por desintoxicaciones más suaves y gradualmente intensificarlas según tus objetivos y la capacidad de tu cuerpo para manejar el proceso de eliminación de toxinas.

Enfoque en Áreas Específicas; Si tienes preocupaciones específicas de salud, como problemas digestivos, estrés crónico o inflamación, puedes elegir desintoxicaciones diseñadas para abordar esas áreas específicas del cuerpo.

Adaptación a Cambios Personales; A lo largo de la vida, tus necesidades de desintoxicación pueden cambiar. Adaptar tu enfoque a medida que experimentas cambios en tu dieta, nivel de estrés o condiciones de salud es fundamental para mantener el equilibrio y bienestar general.

Consejos para Desintoxicaciones Exitosas y Seguras;

Consulta con un Profesional; Antes de comenzar cualquier programa de desintoxicación, especialmente si es más intensivo o prolongado, consulta con un médico o un profesional de la salud para asegurarte de que sea seguro y adecuado para ti.

Monitoreo de Síntomas; Durante y después de la desintoxicación, mantén un registro de cómo te sientes física y emocionalmente. Esto te ayudará a ajustar futuros programas de desintoxicación según sea necesario.

Hidratación y Nutrición; Durante la desintoxicación, asegúrate de mantener una hidratación adecuada y proporcionar a tu cuerpo los nutrientes necesarios para apoyar el proceso de eliminación de toxinas.

Al integrar estas consideraciones en tu planificación de desintoxicaciones regulares, estarás estableciendo una base sólida para mantener tu bienestar a largo plazo.

Recuerda que el objetivo es apoyar la salud y el equilibrio continuos de tu cuerpo y mente, promoviendo así una vida plena y vibrante.

Historias de Éxito y Testimonios

Una parte poderosa y motivadora de embarcarse en un viaje de desintoxicación es escuchar las historias de aquellos que han transformado sus vidas mediante este proceso.

A continuación, compartiré **ejemplos inspiradores** de personas reales cuyas vidas han mejorado significativamente gracias a la desintoxicación.

Historia de Ana; Renacimiento a Través de la Desintoxicación

Ana, una ejecutiva de 45 años, había estado luchando con altos niveles de estrés y fatiga crónica durante años debido a las demandas de su trabajo y su estilo de vida agitado. Decidió realizar una desintoxicación de dos semanas centrada en alimentos integrales y la eliminación de azúcares refinados y cafeína.

Durante la desintoxicación, Ana experimentó una transformación sorprendente. Su energía aumentó significativamente, permitiéndole enfrentar el día con renovada vitalidad y claridad mental.

Además, notó mejoras en su digestión y una notable reducción en los niveles de estrés. Ana se comprometió a mantener hábitos alimenticios saludables y practicar técnicas de manejo del estrés, como la meditación diaria y caminatas al aire libre.

Hoy, Ana no solo mantiene su peso ideal y una piel radiante, sino que también ha encontrado un equilibrio renovado en su vida personal y profesional.

Su historia es un testimonio inspirador de cómo la desintoxicación no solo revitalizó su cuerpo, sino que también transformó su bienestar emocional y calidad de vida.

Historia de Carlos; Superación de Problemas Digestivos con Desintoxicación

Carlos, un chef de 35 años, había estado lidiando con problemas digestivos crónicos y malestar estomacal durante años debido a su exposición constante a alimentos procesados y grasos en su trabajo.

Decidió realizar una desintoxicación basada en jugos verdes y alimentos enteros durante tres semanas, eliminando lácteos, gluten y alimentos con alto contenido de grasas saturadas.

Durante el proceso de desintoxicación, Carlos experimentó una notable mejoría en sus síntomas digestivos. Su malestar estomacal se redujo significativamente, y comenzó a experimentar una digestión más eficiente y menos hinchazón abdominal.

Además, notó una pérdida de peso saludable y un aumento en su energía general.

Impulsado por los resultados positivos, Carlos decidió adoptar un enfoque más consciente hacia su dieta, incorporando más alimentos frescos y orgánicos en su rutina diaria.

Ha mantenido sus hábitos de desintoxicación de manera regular, realizando desintoxicaciones cortas cada tres meses para mantener su bienestar digestivo y general.

Las historias de Ana y Carlos son ejemplos conmovedores de cómo la desintoxicación no solo puede aliviar problemas específicos de salud, como el estrés crónico y los problemas digestivos, sino que también puede transformar la vida en general.

Al escuchar estas historias, podemos inspirarnos y motivarnos para explorar cómo la desintoxicación puede beneficiarnos a cada uno de nosotros de manera única y significativa.

Al incorporar estas historias de éxito y testimonios inspiradores, el capítulo no solo proporciona ejemplos concretos de los beneficios de la desintoxicación, sino que también te motiva a considerar cómo este proceso puede impactar positivamente sus propias vidas.

Desintoxica Tu Cuerpo Y Tu Mente

también te motiva a considerar cómo este proceso puede impactar positivamente sus propias vidas.

Conclusión

En mi travesía por el mundo de la desintoxicación, he encontrado mucho más que técnicas para limpiar el cuerpo. Este viaje ha sido una odisea de autodescubrimiento, transformación y renovación que ha cambiado mi visión sobre la salud y el bienestar de manera profunda y duradera.

Comencé con la simple curiosidad de entender qué implica realmente desintoxicar el cuerpo. Descubrí que va más allá de eliminar toxinas físicas; es liberar el estrés acumulado, revitalizar la energía vital y restaurar la claridad mental.

Cada capítulo me llevó a explorar distintos aspectos; desde los fundamentos de la desintoxicación hasta los beneficios físicos y emocionales que puede brindar.

A lo largo de este viaje, me inspiré con historias como la de Ana, cuyo renacimiento a través de la desintoxicación no solo revitalizó su cuerpo, sino que también trajo una paz renovada a su vida cotidiana.

También aprendí de Carlos, quien superó años de malestar digestivo con simples pero poderosos cambios en su dieta y estilo de vida.

Me sumergí en prácticas como la meditación, el yoga y el ejercicio regular, fundamentales para mantener mi bienestar a largo plazo. Aprendí a seleccionar alimentos nutritivos y frescos que no solo alimentan mi cuerpo, sino que también nutren mi mente y espíritu.

Cada capítulo fue una etapa en mi camino hacia una salud óptima y un bienestar duradero.

Desde la planificación cuidadosa de desintoxicaciones regulares hasta la integración de hábitos saludables como parte esencial de mi estilo de vida, cada decisión representó un paso hacia adelante en mi búsqueda de vitalidad y equilibrio.

Hoy, puedo afirmar con certeza que la desintoxicación no es solo un proceso temporal, sino una filosofía de vida que abrazo con gratitud y dedicación.

Es un compromiso diario de cuidar mi cuerpo y mente con amor y respeto, reconociendo que cada elección contribuye a mi bienestar a largo plazo.

Invito a todos aquellos que buscan una transformación profunda y significativa a considerar el poder de la desintoxicación. Que este viaje sea más que una búsqueda de salud física, sino también una exploración de lo que significa vivir en armonía consigo mismo y con el entorno que nos rodea.

Recordemos siempre que la vitalidad y el bienestar no son metas finales, sino un viaje continuo de autodescubrimiento y crecimiento.

Cada paso que damos hacia una vida más saludable y equilibrada es un testimonio de nuestro compromiso con una vida plena y vibrante.

Con esta conclusión, celebro el fin de un viaje que ha sido iluminador y enriquecedor. Que nuestras historias se entrelacen y nos inspiren mutuamente en nuestro camino hacia la salud y la felicidad duradera.

***** **Muchas gracias por el tiempo que has dedicado a la lectura de este libro. Espero te haya podido ayudar. No te olvides de dejar tu comentario en Amazon.**

Sobre el Autor

Hola, ¿qué tal? No te sorprendas si te digo que soy ama de casa, o sea, una mujer como cualquier otra, como tú, por ejemplo. Tal vez existan algunas diferencias como que llevo toda la vida preocupándome por mi salud. He tenido todo tipo de problemas relacionados de los que año tras año he ido aprendiendo.

Me he formado en la Universidad en varias áreas, la nutrición ha sido una de ellas. La verdad es que me apasionan todos los temas relacionados con tratamientos que mejoren la salud. Al final es lo único que tenemos en esta vida. Sin salud el resto de las cosas se hacen más difíciles.

Me encanta cocinar, con productos naturales, de hecho, tengo una pequeña huerta donde cultivo algunos de ellos. Son una delicia que deberías de experimentar. Mis recetas están pensadas para darle al cuerpo lo que necesita.

Los libros que estoy escribiendo están basados en mis propias experiencias con el sobre peso, la ansiedad que produce, el estrés que causa, etc. Mi idea es que puedan servirte para mejorar tu estilo de vida y disfrutes de ella plenamente.

Recuerda que cuidar de la salud debería ser una de tus prioridades, con cariño y mucho cuidado.

Más libros en; https://amzn.to/3rUn6MW

Otras recomendaciones;

https://taplink.cc/victoriamaciass

a mí me funcionó…

Sobre Detox en Amazon; *https://amzn.to/3z7NVD6*

Victoria Maciass

Puedes seguirme en;

https://twitter.com/victoriadietas

https://www.pinterest.com/victoriamaciass

Otros títulos del autor;

Si deseas saber más de mi trabajo te invito a que veas mi página de autor en Amazon.; https://amzn.to/3rUn6MW

Hago un esfuerzo cada día para mantener un amplio listado de libros que pongo a tu disposición. Solo espero que estos libros puedan ser de utilidad y ayudarte de alguna manera.

Una Vida sin Ansiedad ni Ataques de Pánico; Detenga los ataques de Ansiedad de una vez por todas y viva una vida plena.

https://www.amazon.com/dp/B08L4FL7NX/

Libérate de la Ansiedad y los Ataques de Pánico; Una guía completa que te guiará en el viaje hacia una vida plena sin ansiedad ni ataques de pánico y sin miedo

https://www.amazon.com/dp/B0C6BZMH17/

Cómo controlar la ansiedad; Un viaje hacia la paz interior en el laberinto de la mente dominando tus pensamientos

https://books2read.com/u/49dJXp

Método Varices; El camino hacia unas piernas saludables y radiantes revelado ¡descubre los secretos para recuperar tu confianza y bienestar!

https://www.amazon.com/dp/B0D7PV1BY8/

El Libro de los Sueños; Cuentos clásicos cortos que cautivan niños y adultos llevándolos a mundos de fantasía que desatan su imaginación

https://www.amazon.com/dp/B0C6BWYRPH

Hábitos Transformadores; El camino hacia una vida plena y productiva explorando el poder transformador de nuestras acciones diarias

https://books2read.com/u/bOp7v9

Despertando la Mente; Guía Práctica de Meditación para Principiantes.

https://www.amazon.com/dp/B0CDFKZ4HQ/

Motivación y Transformación Positiva; Despertando tu poder interior en un viaje de autodescubrimiento y crecimiento personal.

https://www.amazon.co/dp/B0C6VZ76P3/

La Magia de los Números; Desbloquea los Secretos del Universo, Revela Tu Destino y Empodérate a Través del Poder Transformador de los Números.

https://www.amazon.com/dp/B0CCCVZ7NQ/

Desentrañando las Causas del Metabolismo Lento; Comprende este fenómeno del metabolismo y cómo afecta directamente a tu peso corporal.

https://www.amazon.com/dp/B0C6BR49GW

Desintoxicar el cuerpo y bajar de peso al mismo tiempo; Un enfoque integral para tener una salud óptima y comenzar un nuevo estilo de vida

https://www.amazon.com/dp/B0C6H66QFJ

Desintoxica Tu Cuerpo Y Tu Mente; Comienza un nuevo estilo de vida llena de salud y dale a tu cuerpo otra oportunidad

https://www.amazon.com/dp/B08L7MNXHV

Todos los Libros de recetas; https://amzn.to/43VMql4

Cuadernos y otros títulos; https://amzn.to/3du3N51